FIBROMYALGIE

Ein Leitfaden zum Verständnis und zur Behandlung von Fibromyalgie

Stephanie Sawyer

CONTENTS

EINFÜHRUNG

Sind Sie nachts ohne Licht auf der Straße gelaufen und haben einen Stein oder einen harten Gegenstand getreten und sich dabei den Zeh verletzt? Haben Sie in der Küche Tomaten geschnitten und sich dabei versehentlich in die Hand geschnitten? Haben Sie in einer Beziehung Liebeskummer erlebt oder jemanden verloren, der Ihnen nahe stand? Wenn Sie eine dieser Fragen mit Ja beantwortet haben, dann wissen Sie, wie sich Schmerz anfühlt.

Aus diesen Szenarien können Sie ersehen, dass es immer die Möglichkeit gibt, in verschiedenen Bereichen unseres Lebens Schmerzen zu erleben, und dass es unmöglich ist, ohne Schmerzen zu leben. Die oben beschriebenen Schmerzen haben alle eine Verfallszeit, da unser Körper mit der Zeit heilt, unabhängig von der Art der Verletzung, Krankheit oder des Schmerzes. Einige Leiden können länger anhalten als andere; so ist der Schmerz, den man beim Treten eines Steins empfindet, nicht mit dem Schmerz des Verlusts eines geliebten Menschen zu vergleichen.

Bei manchen Menschen hat der Schmerz jedoch keine Verfallszeit, da sie ihren Alltag mit Schmerzen in allen Teilen ihres Körpers bestreiten, auch wenn sie nicht verletzt sind. Dies wird durch eine Erkrankung verursacht, die die Schmerzverarbeitung des Körpers beeinträchtigt. Diese Erkrankung wird Fibromyalgie genannt und kann bei Menschen jeden Alters, in allen Gesellschaftsschichten und an allen Orten der Welt auftreten. Die Schmerzen betreffen den Bewegungsapparat und das Nervensystem, das für die Weiterleitung der Schmerzsignale an das Gehirn verantwortlich ist.

Fibromyalgie ist eine chronische Erkrankung, die alle Nervenenden betrifft und auf eine abnormale Verarbeitung der Schmerzwahrnehmung im Körper zurückzuführen ist. Diese Erkrankung ist nicht heilbar, aber die Symptome können von Ärzten und anderen Fachleuten des Gesundheitswesens mit Hilfe von Medikamenten und einer Reihe von alternativen Behandlungsmethoden behandelt werden. Dieses Buch bietet eine gründliche wissenschaftliche Analyse, die erklärt, was die Fibromyalgie auslöst und wie die Krankheit behandelt werden kann. Ganz gleich, ob Sie selbst an Fibromyalgie leiden oder einfach nur besser verstehen wollen, was ein geliebter Mensch durchmacht, dieses Buch wird Ihnen helfen, ein umfassendes Verständnis dafür zu erlangen, was Fibromyalgie ist, was die Symptome sind und wie sie behandelt und verbessert werden können.

KAPITEL 1: WAS IST FIBROMYALGIE?

Fibromyalgie ist eine Erkrankung, die durch starke Schmerzen im Bewegungsapparat des Körpers gekennzeichnet ist. Sie ist gekennzeichnet durch Schlafprobleme, Müdigkeit, Gedächtnisverlust und ständige Stimmungsschwankungen. Medizinische Studien haben gezeigt, dass die Fibromyalgie aufgrund der Art und Weise, wie die Schmerzbotschaft im Gehirn und im Rückenmark interpretiert wird, diese schmerzhafte Stimulation noch verstärken kann. Mit anderen Worten, die Gehirnzellen reagieren manchmal übermäßig oder interpretieren die Schmerzsignale des Körpers falsch. Dies kann manchmal auf ein Missverhältnis in den Gehirnchemikalien oder eine Fehlfunktion im Spinalganglion zurückzuführen sein. Wenn dies geschieht, werden die Schmerznerven im Körper stark beeinträchtigt.

Fibromyalgie ist eine weit verbreitete Krankheit. Sie ist sogar die zweithäufigste Muskel-Skelett-Erkrankung. Sie verursacht nicht nur Gelenkschmerzen und Beschwerden im Körper, sondern kann auch psychischen Stress verursachen.

Ein Grund dafür, dass die Fibromyalgie ein kompliziertes Leiden zu sein scheint, ist, dass es sehr schwierig ist, sie richtig zu diagnostizieren. Obwohl die meisten Mediziner die Fibromyalgie als rheumatisches Syndrom betrachten, gibt es keine Tests, mit denen die Echtheit einer Fibromyalgie-Diagnose überprüft werden könnte. Da sie Weichteilschmerzen oder myofasziale Schmerzen verursachen kann, wird die Fibromyalgie in vielen Diagnosen mit Arthritis verwechselt.

Allerdings unterscheidet sich die Fibromyalgie von der Arthritis dadurch, dass sie keine Form von Muskel- oder Gelenkentzündung aufweist. Im Allgemeinen gibt es keine Heilung für Fibromyalgie. Sie kann nur mit einer Mischung aus psychologischer und physiotherapeutischer Behandlung medizinisch behandelt werden. Wer an Fibromyalgie leidet, muss möglicherweise einen neuen, gesunden Lebensstil annehmen, um sein Leben optimal zu gestalten. Glücklicherweise gewinnen wir allmählich ein besseres Verständnis der Fibromyalgie, und mit der Zeit werden neue Behandlungsmethoden entwickelt.

Die Ursachen der Fibromyalgie sind allgemein als "Schmerzregionen" bekannt. Dabei handelt es sich um Regionen des Körpers, die als Tender- oder Trigger- punkte bekannt sind. Es wurde beobachtet, dass sich diese Regionen oft über- schneiden. Manchmal treten Fibromyalgie-Symptome auf, wenn eine Person an einer Infektion oder einem Trauma gelitten hat, wenn sie operiert wurde oder wenn sie psychisch gestresst war. Es scheint, als ob die Fibromyalgie als Reaktion auf die Belastung des Körpers entsteht und Schmerzsignale aussendet, obwohl körperlich nichts "falsch" ist.

Weitere Studien haben gezeigt, dass Männer seltener an Fibromyalgie erkranken. Medizinische Forscher haben außerdem herausgefunden, dass Men- schen mit Fibromyalgie auch an einigen Grunderkrankungen wie Kiefer- gelenkserkrankungen, Depressionen, Angstzuständen, Kopfschmerzen, Reiz- darmsyndrom, chronischem Müdigkeitssyndrom, interstitieller Zystitis und posturalem Tachykardiesyndrom leiden können.

Zu den Personen mit dem höchsten Fibromyalgie-Risiko gehören diejenigen, in deren Familie Fibromyalgie vorkommt. Jeder, der an Arthritis leidet, ist ebenfalls gefährdet.

Mythen über Fibromyalgie

Man nimmt Sie vielleicht nicht ernst, wenn Sie ständig über Gelenk- und Körperschmerzen klagen, aber für Menschen mit Fibromyalgie sind diese Schmerzen alltäglich. Viele Menschen in ihrem Umfeld und sogar Ärzte sind oft schnell dabei, die Ernsthaftigkeit dieser Behauptung abzutun. Diese Ablehnung könnte darauf zurückzuführen sein, dass die Diagnose Fibromyalgie unbestimmt ist. Wahrscheinlich haben Sie schon viel über Fibromyalgie gehört, manches wahr, manches falsch und vielleicht sogar einige Halbwahrheiten. Im Folgenden finden Sie einige der Mythen, die Sie vielleicht über Fibromyalgie gehört haben:

1. **Fibromyalgie ist eine Fälschung.** Viele Menschen auf der ganzen Welt glauben immer noch, dass Fibromyalgie nicht legitim ist. Sie begründen dies damit, dass die Fibromyalgie keine echten Symptome hat, sondern eher ein Syndrom ist. Das heißt, es handelt sich um eine Zusammenfassung einer Vielzahl von Anzeichen. Diese Symptome werden am besten von einem Fibromyalgiespezialisten erfasst und diagnostiziert.

2. **Jeder kann Fibromyalgie diagnostizieren.** Es ist ein weit verbreiteter Irrtum, dass jeder Fibromyalgie diagnostizieren kann. Das ist einfach nicht wahr. Ein Fibromyalgiespezialist ist die beste Person, um eine Fibromyalgie zu diagnostizieren. Um eine Fibromyalgie zu diagnostizieren, muss ein Spezialist die Krankengeschichte des Betroffenen untersuchen und einige empfindliche Stellen in seinem Körper untersuchen.

3. **Sie hat eine versteckte Ursache.** Manche Menschen glauben, dass Fibromyalgie vererbbar oder eine Folge der geografischen Lage eines Menschen ist. Andere glauben, dass Fibromyalgie durch Koaleszenz verursacht werden könnte. Entgegen dem mystischen Glauben vieler Menschen ist die Ursache der Fibromyalgie noch unbekannt.

4. **Es gibt keine Behandlungsmöglichkeiten für Fibromyalgie.** Fibromyalgie kann zwar nicht geheilt werden, aber mit Hilfe eines Arztes kann sie behandelt werden. Einige dieser Behandlungen können dazu

beitragen, die Schmerzen in Ihrem Körper zu lindern und Ihre körperliche Gesundheit zu verbessern. Nicht alle Mittel zur Behandlung von Fibromyalgie sind in Pillenform erhältlich. Eine der wirksamsten Behandlungen der Fibromyalgie besteht in der Änderung Ihres Lebensstils. Die Behandlung und das Management der Fibromyalgie ist in der Regel allumfassend und umfasst neben der Einnahme von Medikamenten auch die Konzentration auf Schlaf, Ernährung, Bewegung, Stressabbau und vieles mehr.

5. **Alle Mediziner verstehen Fibromyalgie.** Haben Sie Ihrem Arzt schon einmal von Ihren Schmerzen erzählt, aber er konnte Ihren Zustand trotz Ihrer Schilderungen und Beschreibungen nicht verstehen? Genau das ist es, was Menschen mit Fibromyalgie jeden Tag in Krankenhäusern, Kliniken und in den Händen von Ärzten erleben. In den meisten Fällen sind die Schmerzen der Fibromyalgie unerklärlich. Leider können sich die Symptome und Auswirkungen der Fibromyalgie aufgrund einer späten Diagnose bereits tief im Bewegungsapparat festgesetzt haben. Trotz der umfangreichen Anzeichen sind viele Mediziner aufgrund der vielen Rätsel, die die Fibromyalgie umgeben, noch nicht in der Lage, die wahre Natur der Fibromyalgie zu ergründen.

6. **Fibromyalgie hat eine allgemeine Diagnose.** Es besteht der Eindruck, dass die Fibromyalgie eine Ausweichdiagnose ist, da Labortests nicht ausreichen oder nicht genau genug sind, um sie zu diagnostizieren, und eine körperliche Untersuchung dies nicht ausgleichen kann. Bei der Fibromyalgie gibt es keine umfassende Diagnose; stattdessen ist die Diagnose in der Regel sehr richtungsweisend.

7. **Fibromyalgie betrifft nur Frauen.** Es ist falsch zu glauben, dass Fibromyalgie ein Frauenleiden ist. Obwohl verschiedene Untersuchungen, Berichte und Statistiken belegen, dass Fibromyalgie hauptsächlich Frauen betrifft, können auch Männer betroffen sein. Nach Angaben

der National Fibromyalgia Association (NFA) sind etwa drei von vier Personen, bei denen Fibromyalgie diagnostiziert wird, Frauen.

8. **Fibromyalgie und Arthritis sind ein und dasselbe.** Wenn Sie glauben, dass Fibromyalgie und Arthritis ein und dieselbe Muskel-Skelett-Erkrankung sind, begehen Sie einen Fehler. Die Symptome mögen ähnlich erscheinen, aber das bedeutet nicht, dass sie gleich sind. Es gibt einen kleinen Unterschied zwischen Fibromyalgie und Arthritis. Während Menschen mit Fibromyalgie und Arthritis beide unter Muskelermüdung und Schmerzen leiden, geht Arthritis mit einer Entzündung einher, während bei Fibromyalgie nur Schmerzen und Müdigkeit ohne erkennbare Ursache auftreten.

9. **Menschen mit Fibromyalgie müssen auf Diät gesetzt werden.** Ist Fibromyalgie eine Diätkrankheit? Nein, das ist sie nicht. Jüngste Untersuchungen der National Institutes of Health (NIH) haben ergeben, dass es kein diätetisches Mittel gegen Fibromyalgie gibt. Es ist zwar kein Heilmittel, aber viele Menschen erfahren eine Verringerung der Schwere ihrer Symptome, wenn sie sich gesund und ohne Alkohol und verarbeitete Lebensmittel ernähren.

10. **Alternative Heilmittel nützen nichts.** Haben Sie versucht, die Symptome der Fibromyalgie mit alternativen Heilmethoden wie Yoga, Qigong und Tai Chi zu lindern? Viele, die diese Praktiken ausprobiert haben, haben dadurch erhebliche Veränderungen und Verbesserungen ihrer Gesundheit erfahren. Diese alternativen Heilmethoden werden auch als meditative Bewegungstherapien bezeichnet. Eine von Rheumatology International durchgeführte Untersuchung ergab, dass Personen, die diese alternativen Heilmethoden richtig angewendet haben, besser schlafen und Depressionen, Müdigkeit und Angstzustände erfolgreich bekämpfen konnten. Es wurde auch festgestellt, dass eine Bindegewebsmassage dazu beitragen kann, Müdigkeit, Schlaflosigkeit und Depres-

sionen zu lindern, insbesondere bei Frauen, die an Fibromyalgie leiden.

11. **Am besten wäre es, wenn Sie Sport vermeiden.** Sollten Personen mit Fibromyalgie auf Sport verzichten? Nun, bis zum Beweis des Gegenteils bleibt regelmäßige Bewegung das wirksamste Mittel gegen Fibromyalgie. Das haben jüngste Untersuchungen des American College of Rheumatology ergeben. Aerobe Übungen wie Spazierengehen oder Wandern, Joggen oder Laufen, Radfahren, Schwimmen, Rudern, Inlineskaten und Skifahren helfen Menschen mit Fibromyalgie nachweislich, sich schneller zu erholen. Eine andere medizinische Studie zeigt auch, dass regelmäßiges Dehnen eine gute Übung für Menschen mit Fibromyalgie ist. Sich als Fibromyalgie-Patient regelmäßig zu bewegen, wird anfangs mit einigen Schwierigkeiten verbunden sein, aber mit der Zeit wird es sich lohnen.

12. **Es ist nur ein Gefühl der Müdigkeit.** Viele Menschen glauben, dass Fibromyalgie nur ein bloßes Gefühl der Müdigkeit ist. Von außen betrachtet mag dies der Fall sein, aber Menschen, die mit Fibromyalgie leben, wissen, dass es sich nicht nur um ein Gefühl handelt, sondern um etwas viel Tiefgreifenderes. Das Ausmaß der Müdigkeit, das die Fibromyalgie verursacht, ist außergewöhnlich und wird von weiteren Symptomen begleitet.

13. **Menschen mit Fibromyalgie sind hilflos.** Es gibt keine bekannte Ursache für Fibromyalgie, und es gibt keine bekannte Heilung für Fibromyalgie. Heißt das, dass jeder, der an Fibromyalgie leidet, völlig hoffnungslos ist? Nein! Ganz und gar nicht! Zahlreiche medizinische und alternative Behandlungen können helfen, die Symptome der Fibromyalgie zu lindern. Wenn Sie an Fibromyalgie leiden, müssen Sie sich nicht auf eine bestimmte Behandlungsform festlegen lassen. Es gibt viele verschiedene Möglichkeiten, mit der Diagnose umzugehen und die Kontrolle über Ihre Symptome zu erlangen.

KAPITEL 2: MÖGLICHE URSACHEN UND RISIKOFAKTOREN DER FIBROMYALGIE

Es ist normal, dass man sich manchmal verletzt; diese Momente sind ein natürlicher Teil des Lebens. Der Körper besteht aus vielen Systemen, Organen, Geweben, Nerven und Zellen, die in unterschiedlichen Funktionen dazu beitragen, dass der Körper alle seine Aufgaben erfolgreich erfüllen kann. Eine Abweichung in der Leistung oder eine Unfähigkeit des Körpers, alle seine Funktionen auszuführen, wird als Krankheit bezeichnet. Alle Zellen im Körper kennen die Funktionen, die sie ausführen sollen, und wenn Ihr Körper gesund ist, werden diese Funktionen wie eine gut geölte Maschine ausgeführt.

Wenn man sich verletzt, sollten die Zellen, die für die Heilung der Verletzung verantwortlich sind, sofort ihre Arbeit aufnehmen. Das erste, was der Körper tut, ist, uns über den Schmerz zu informieren, der mit einer Verletzung einhergeht. Informationen werden im Körper mithilfe von Nervensignalen weitergeleitet. Es gibt Nervenenden in vielen Bereichen des Körpers, die dafür verantwortlich sind, den Körper über verschiedene Empfindungen zu informieren.

Wenn wir uns verletzen, wandern Nervensignale von der verletzten Stelle über das Rückenmark zum Gehirn. Das Gehirn interpretiert das Signal als Schmerz und sendet eine Meldung, dass mit dem Körper etwas nicht in Ordnung ist.

Während die Verletzung heilt, nimmt der Schmerz ab und verschwindet, wenn die Wunde vollständig verheilt ist. Sie sollten nur dann Schmerzen empfinden, wenn Sie verletzt sind.

Sie können sich den Körper auch wie ein Telefon vorstellen, das Ihnen eine Benachrichtigung sendet, wenn es sich in der Nähe eines offenen Wi-Fi-Hotspots befindet. Sie sollten nur dann Benachrichtigungen erhalten, wenn ein Hotspot verfügbar ist; Sie sollten keine Wi-Fi-Benachrichtigungen erhalten, wenn es keine offenen Wi-Fi-Hotspots in der Nähe gibt.

Fibromyalgie-Patienten empfinden typischerweise Schmerzen am ganzen Körper, auch wenn sie nicht krank oder verletzt sind. Im Gegensatz zu Schmerzen, die durch Verletzungen verursacht werden und nach deren Ausheilung verschwinden, verschwinden diese Schmerzen nicht. Diese Patienten haben nicht nur ständig Schmerzen, sondern auch kleinere Wunden und Prellungen schmerzen viel mehr als sonst. Sie empfinden auch Schmerzen bei Dingen, die eigentlich gar keine Schmerzen verursachen sollten.

Es gibt keine allgemein anerkannten Ursachen für diese Krankheit. Einige Ärzte vermuten, dass sie durch einen Defekt in der Art und Weise verursacht wird, wie das Gehirn und das Rückenmark Schmerzsignale interpretieren, obwohl dies derzeit niemand mit Sicherheit weiß.

Was wir allgemein wissen, ist, dass bei Fibromyalgie mehr Zellen vorhanden sind, die Schmerzsignale an das Gehirn weiterleiten als sonst. Die Zunahme der Zahl der schmerzübertragenden Signale geht mit einer Verringerung der Zellen einher, die für die Verlangsamung des Schmerzes zuständig sind. Wenn dies der Fall ist, hört der Schmerz nie auf, und es ist, als ob die Schmerzlautstärke unabhängig vom Zustand des Körpers immer aufgedreht ist.

Mögliche Ursachen für Fibromyalgie

Viele Menschen haben verschiedene Ursachen für ihre Erkrankung angegeben, so dass es möglich scheint, dass es mehr als eine Ursache für Fibromyalgie gibt. Viele Dinge können dazu führen, dass die Schmerzsignale aus dem Gleichgewicht geraten. Einige der Ursachen werden im Folgenden erläutert.

Genetik

Die Ursachen der Fibromyalgie wurden erforscht, und es wurde vermutet, dass die Genetik bei der Entstehung der Krankheit eine Rolle spielen kann. Studien haben gezeigt, dass die Wahrscheinlichkeit, an Fibromyalgie zu erkranken, größer ist, wenn ein Elternteil an Fibromyalgie erkrankt ist, obwohl die genauen Gene, die dafür verantwortlich sind, unbekannt sind.

Abnormale Schmerzmeldungen

Die Schwierigkeit des Gehirns, elektrische Signale zu verarbeiten, wurde als eine der Ursachen der Fibromyalgie identifiziert. Diese Schwierigkeit könnte das Ergebnis von Veränderungen der im Nervensystem vorhandenen Chemikalien sein. Das Zentralnervensystem (ZNS) sollte mit Hilfe eines Netzes spezialisierter Zellen Informationen über den ganzen Körper übertragen, doch wenn sich die Funktionsweise des ZNS verändert, führt dies zu einer erhöhten Schmerzempfindlichkeit und einem ständigen Gefühl des Unbehagens. Ich habe bereits erwähnt, dass die Ursachen relativ unbekannt sind und dass es nur Theorien darüber gibt, was es sein könnte. Die Theorie der anormalen Schmerzbotschaften wird durch die Tatsache gestützt, dass die meisten Menschen mit Fibromyalgie in der Regel auch andere Erkrankungen haben, die die Schmerzverarbeitung im ZNS beeinflussen. Dazu gehören Migräne, das Reizdarmsyndrom (IBS) oder kraniomandibuläre Störungen, die die Kiefermuskeln und -gelenke betreffen.

Chemische Ungleichgewichte

Ich habe bereits erwähnt, dass das Gehirn für die Interpretation der Signale verantwortlich ist, die ihm von verschiedenen Nervenenden gesendet werden. Es gibt einige Hormone im Gehirn, die es in die Lage versetzen, seine Funktionen auszuführen; wenn der optimale Hormonspiegel im Gehirn abweicht, werden seine Funktionen gehemmt. Untersuchungen haben gezeigt, dass Menschen mit Fibromyalgie einen niedrigen Spiegel der Hormone Serotonin, Noradrenalin und Dopamin in ihrem Gehirn haben.

Der niedrige Spiegel dieser Hormone könnte ein Faktor sein, da sie für die Regulierung einiger Gefühle im Körper verantwortlich sind, wie Stimmung, Appetit, Schlaf, Verhalten und Reaktion auf Stress. Dopamin, Noradrenalin und Serotonin sind auch an der Interpretation der Schmerzsignale beteiligt, die von den Nerven gesendet werden. Studien haben auch gezeigt, dass ein erhöhter Spiegel des Hormons Cortisol, das bei Stress ausgeschüttet wird, zur Auslösung von Fibromyalgie beiträgt.

Schlafstörungen

Unterbrochene oder gestörte Schlafmuster werden im Allgemeinen als eines der Symptome der Fibromyalgie eingestuft, können aber auch eine Ursache sein. Menschen, die an Fibromyalgie leiden, haben tatsächlich Schwierigkeiten, tief zu schlafen, was zu Tagesmüdigkeit führt. Menschen, die schlecht schlafen, können auch unter starken Schmerzen leiden, was darauf hindeutet, dass Schlafmangel zu anderen Symptomen der Fibromyalgie beiträgt.

Risikofaktoren für Fibromyalgie

Studien haben gezeigt, dass Fibromyalgie verschiedene Menschen an verschiedenen Orten, mit unterschiedlichen Religionen, sexuellen Orientierungen, Geschlechtern und Ethnien betreffen kann, aber es hat sich gezeigt, dass sie bei einigen Menschen häufiger auftritt als bei anderen. Diese Faktoren werden im Folgenden erläutert:

Geschlecht

Studien haben gezeigt, dass Fibromyalgie bei Frauen häufiger vorkommt als bei Männern. Ärzte vermuten, dass die Unterschiede im Auftreten dieser Erkrankung bei beiden Geschlechtern auf die unterschiedliche Art und Weise zurückzuführen sein könnten, wie Männer und Frauen auf Schmerzen reagieren, sowie auf die gesellschaftlichen Erwartungen an Reaktionen auf Schmerzen.

Bewegungsmangel

Untersuchungen haben gezeigt, dass Fibromyalgie häufiger bei Menschen auftritt, die sich nicht körperlich betätigen. Diese Theorie wird durch die Tatsache gestützt, dass Bewegung eine der Behandlungsmethoden ist, die den Betroffenen verschrieben wird.

Emotionaler und körperlicher Missbrauch

Die Wahrscheinlichkeit, dass Kinder, die missbraucht wurden, im Erwachsenenalter an Fibromyalgie erkranken, ist höher als bei Kindern, die nicht missbraucht wurden. Studien haben gezeigt, dass Missbrauch die Art und Weise beeinflusst und verändert, wie der Körper auf Schmerz und Stress reagiert.

Posttraumatische Belastungsstörung (PTSD)

Manche Menschen entwickeln psychische Probleme, nachdem sie ein schreckliches Ereignis wie einen sexuellen Übergriff, Tod, Krieg, Unfall oder Entführung miterlebt oder durchlebt haben. Die Reaktion auf solche Ereignisse wurde bei einigen Menschen mit der Entwicklung von Fibromyalgie in Verbindung gebracht.

Alter

Es gibt keine Altersbeschränkung für die Diagnose dieser Krankheit. Die Krankheit kann Menschen jeden Alters betreffen, sogar Kinder. Studien haben jedoch gezeigt, dass Fibromyalgie am häufigsten bei Menschen im mittleren Alter diagnostiziert wird und dass das Risiko, an Fibromyalgie zu erkranken, mit zunehmendem Alter steigt.

Lupus oder rheumatoide Arthritis

Lupus ist eine Autoimmunerkrankung, bei der das Immunsystem, das eigentlich schädliche Zellen im Körper bekämpfen sollte, fälschlicherweise gesunde Zellen angreift. Rheumatoide Arthritis (RA) ist eine Art von Arthritis, die die Gelenke des Körpers betrifft. Menschen, die an dieser Krankheit leiden, haben Schmerzen,

Steifheit und Funktionsverlust in den Gelenken. Sie betrifft viele Teile des Körpers, tritt aber häufiger im Handgelenk und in den Fingern auf. Menschen,
die an Lupus und rheumatoider Arthritis leiden, haben ein höheres Risiko, an
Fibromyalgie zu erkranken.

Wiederholte Verletzungen

Einige Forschungsergebnisse deuten auf einen Zusammenhang zwischen sich
wiederholenden Verletzungen und der Entwicklung von Fibromyalgie hin. Verletzungen, die durch wiederholte Belastung eines Gelenks entstehen, wie z. B.
häufiges Beugen des Knies, könnten das Risiko der Entwicklung von Fibromyalgie möglicherweise erhöhen.

Infektionen

Das Vorliegen einer Krankheit, insbesondere einer Virusinfektion, kann die
Entwicklung einer Fibromyalgie auslösen oder das Auftreten ihrer Symptome
verstärken. Krankheiten wie Grippe, Lungenentzündung, durch Salmonellen
und Shigellen verursachte Magen-Darm-Infektionen und das Epstein-Barr-Virus
wurden mit Fibromyalgie in Verbindung gebracht.

Lokalisierte wiederkehrende Schmerzen

Ausgehend von den gemeldeten Fibromyalgie-Fällen haben mehrere Studien
gezeigt, dass Menschen, die immer wiederkehrende Schmerzen in einem bestimmten Körperteil haben, ein höheres Risiko haben, an dieser Krankheit zu
erkranken.

KAPITEL 3: ANZEICHEN, SYMPTOME UND AUSLÖSER DER FIBROMYALGIE

Wie in den vorangegangenen Kapiteln erwähnt, ist die Fibromyalgie eine Erkrankung, die mit allgemeinen Körperschmerzen einhergeht. Zu den möglichen Ursachen gehören Müdigkeit, Schlafprobleme und -störungen, psychische und emotionale Belastungen, genetische Faktoren und Bewegungsmangel. In diesem Kapitel befassen wir uns mit einigen der häufigsten Anzeichen und Symptome dieser Erkrankung.

Häufige Anzeichen und Symptome von Fibromyalgie

Die Fibromyalgie verursacht das, was heute allgemein als *Schmerzbereiche* bezeichnet wird. Einige dieser Regionen überschneiden sich mit Bereichen, die früher als schmerzempfindlich galten und gewöhnlich als *Tender Points* oder *Trigger Points* bezeichnet wurden. Zur Klarstellung: Einige dieser Bereiche, die früher als Tender Points bezeichnet wurden, sind nicht mehr enthalten. Der Schmerz in diesen Bereichen fühlt sich in der Regel wie ein ständiger dumpfer Schmerz an. Ihr Arzt wird die Diagnose Fibromyalgie in Erwägung ziehen, wenn Sie mindestens einmal Schmerzen am Bewegungsapparat in mindestens vier der fünf Schmerzregionen hatten, die vor einigen Jahren bei der Überarbeitung der Fibromyalgie-Diagnosekriterien beschrieben wurden.

Dieses Diagnoseprotokoll wird als *Multisite-Schmerz* bezeichnet. Bei diesem Diagnoseverfahren wird der Schwerpunkt auf die Regionen des muskuloskelettalen Schmerzes und die Schwere der Schmerzen gelegt, im Gegensatz zur Dauer der Schmerzen, die früher im Mittelpunkt der Fibromyalgie-Diagnose stand.

Untersuchungen haben gezeigt, dass die Fibromyalgie mehrere Symptome aufweist, die von Person zu Person unterschiedlich sind. Das Hauptsymptom sind weit verbreitete Schmerzen, die sich mal bessern und mal verschlimmern können. Einige Faktoren wirken sich im Allgemeinen auf die Schwere der Symptome aus, wie z. B:

- Wetterbedingungen

- Körperliche Aktivität

- Stresslevel

Wenn Sie Symptome einer Fibromyalgie bemerken, sollten Sie einen Termin bei Ihrem Hausarzt vereinbaren, der auch als Allgemeinmediziner bezeichnet wird. Der Hausarzt kann Fibromyalgie möglicherweise diagnostizieren und behandeln. Wenn nicht, sollten Sie eine Überweisung an einen Spezialisten wie einen Rheumatologen, Osteopathen oder Neurologen beantragen.

Obwohl es Behandlungen gibt, die einige der Symptome lindern können, ist die Wahrscheinlichkeit groß, dass Sie nicht sofort Linderung erfahren werden. Sie müssen sich langfristig darum bemühen, die für Ihre Situation am besten geeignete Methode zur Schmerzlinderung zu finden und umzusetzen. Die wichtigsten Anzeichen für Fibromyalgie sind im Folgenden aufgeführt:

Weit verbreitete Schmerzen

Weit verbreitete Schmerzen sind das bekannteste Zeichen und Symptom der Fibromyalgie. Wenn Sie feststellen, dass Sie in allen Teilen Ihres Körpers Schmerzen haben, vor allem in bestimmten Regionen wie dem Nacken oder dem Rücken, besteht die Möglichkeit, dass Sie an Fibromyalgie leiden. In der Regel handelt es sich um einen Dauerschmerz, auch wenn Sie sich zu verschiedenen Zeiten mal besser und mal schlechter fühlen können. Der Schmerz kann sich wie ein scharfer, stechender Schmerz, ein brennendes Gefühl oder ein Schmerz anfühlen.

Steifigkeit

Bei Fibromyalgie können Sie sich steif fühlen. Die Steifheit kann noch schlimmer werden, wenn Sie über einen längeren Zeitraum in einer bestimmten Position verharrt haben. Zum Beispiel können Sie solche Schmerzen unmittelbar nach dem Aufstehen am Morgen verspüren. Die Steifheit kann dazu führen, dass sich Ihre Muskeln zusammenziehen, wodurch sie angespannt und schmerzhaft werden.

Übersensibilität

Die Fibromyalgie kann Sie überempfindlich machen. Sie werden am ganzen Körper extrem schmerzempfindlich sein und vielleicht feststellen, dass Sie sich schon bei der kleinsten Berührung verletzt fühlen. Wenn Sie sich versehentlich verletzen, z. B. wenn Sie sich den Zeh stoßen, können Sie lange Zeit Schmerzen haben, die über das normale Maß hinausgehen.

Medizinisch lässt sich dieser Zustand am besten mit einem der folgenden Begriffe beschreiben:

- **Allodynie:** Ein Zustand, bei dem man Schmerzen durch etwas empfindet, das eigentlich keine Schmerzen verursachen sollte, z. B. eine sehr leichte Berührung.

- **Hyperalgesie:** Dies ist der Zustand, in dem man extrem schmerzempfindlich ist.

Sie können auch auf andere Dinge wie helles Licht, Rauch und bestimmte Nahrungsmittel empfindlich reagieren. Wenn Sie den Reizen ausgesetzt sind, auf die Sie empfindlich reagieren, können auch andere Symptome der Fibromyalgie auftreten.

Schlafstörungen

Schlechte Schlafqualität wird oft als nicht erholsamer Schlaf bezeichnet. Bei Fibromyalgie kann sich die Erholung negativ verändern. Menschen mit Fibromyalgie wachen oft sehr müde auf, obwohl sie genug Zeit zum Schlafen hatten. Das liegt daran, dass die Krankheit manchmal die Qualität des Schlafs beeinträchtigt, so dass man nicht erfrischt aufwacht.

Unaufhörliche Kopfschmerzen

Nehmen Sie sich die Zeit, auf Ihren Körper zu hören, vor allem auf Ihren Kopf. Wer das tut und feststellt, dass er die meiste Zeit Kopfschmerzen hat, leidet möglicherweise an Fibromyalgie. Bei Fibromyalgie treten häufig Steifheit und Schmerzen in der Nacken- und Schulterregion auf, die oft von wiederkehrenden Kopfschmerzen begleitet werden. Diese Symptome können unterschiedliche Formen annehmen, von leichten Kopfschmerzen bis hin zu schweren Migräneanfällen, und in einigen Fällen können Sie sich sogar krank fühlen.

Fibro-Nebel

Fibro-Nebel und kognitive Probleme sind Zustände, die mit geistigen Prozessen wie Denken und Lernen zusammenhängen. Jeder, der an Fibromyalgie leidet, kann einige der folgenden Symptome aufweisen:

- Möglicherweise haben Sie Schwierigkeiten beim Sprechen oder sprechen verlangsamt oder verwirrt.

- Es kann Ihnen schwerfallen, sich neue Dinge zu merken und zu lernen

- Es kann Ihnen schwer fallen, aufmerksam zu sein und sich zu fokussieren oder zu konzentrieren

Reizdarmsyndrom (IBS)

Manche Menschen mit Fibromyalgie entwickeln auch ein Reizdarmsyndrom (IBS). Das Reizdarmsyndrom ist eine häufige Verdauungsstörung, die Schmerzen und Blähungen im Magen verursacht. Es kann zu entzündlichen Darmerkrankungen wie Durchfall oder Verstopfung führen.

Ermüdung

Fibromyalgie kann zu Müdigkeit oder extremer Erschöpfung führen. Das kann von leichter Müdigkeit bis zu Übermüdung reichen, die oft mit grippeähnlichem Schwindel einhergeht. Extreme Müdigkeit kann plötzlich auftreten und Ihnen all Ihre Energie rauben.

Depression

Studien haben gezeigt, dass die Fibromyalgie in einigen Fällen zu Depressionen führen kann. Das liegt vor allem daran, dass Fibromyalgie so frustrierend und schwächend sein kann. Außerdem kann ein niedriger Gehalt an chemischen Stoffen im Gehirn, wie z. B. Serotonin, eine Rolle spielen. Zu den Symptomen einer Depression gehören:

- Ständiges Gefühl der Hilflosigkeit und Hoffnungslosigkeit

- Kein Interesse an den Dingen, die Sie früher gerne gemacht haben

- Niedergeschlagenheit und ständige Unmotiviertheit

Wenn Sie unter Depressionen leiden, sollten Sie sich am besten an einen Hausarzt, Psychologen, Psychiater oder einen Fibromyalgie-Experten wenden.

Andere Symptome der Fibromyalgie

Weitere Symptome, die bei Fibromyalgie auftreten können, sind:

- Ängste

- Trockene Augen

- Syndrom der ruhelosen Beine

- Dumpfe Schmerzen im Unterbauch oder ein stechender Schmerz

- Interstitielle Blasenentzündung

- Ungewöhnlich schmerzhafte Perioden

- Zu heißes oder kaltes Gefühl: Unfähigkeit, die Körpertemperatur richtig zu regulieren

- Unfähigkeit, sich zu konzentrieren oder aufmerksam zu sein

- Taubheitsgefühl, Kribbeln, Prickeln oder Brennen in Händen und Füßen (Nadelstiche, auch als Parästhesie bekannt)

- Mangel an Energie

- Probleme mit dem Gedächtnis

- Muskelkrämpfe oder Zuckungen

- Brennen, Juckreiz und andere Probleme mit der Haut

Schwerste Symptome

Wie zu Recht festgestellt wurde, kann Fibromyalgie zu starken und ständigen Schmerzen führen. Sie können so stark sein, dass sie Sie daran hindern, Ihren alltäglichen Aktivitäten nachzugehen. Vielleicht bleibt Ihnen sogar nichts anderes übrig, als zu Hause zu bleiben. In einer National Health Interview Survey gaben 87 % der Teilnehmer an, an den meisten oder allen Tagen Schmerzen zu haben. Es wurde festgestellt, dass von allen Fibromyalgie-Symptomen die Müdigkeit das Leben eines Menschen am stärksten beeinträchtigen kann. Untersuchungen zeigen, dass mehr als 90 % der Fibromyalgiepatienten unter ständiger Müdigkeit leiden.

Die Fibromyalgie-Müdigkeit ist nicht mit der normalen Müdigkeit zu vergleichen, die jeder Mensch gelegentlich verspürt. Sie ist eine knochenharte Erschöpfung, die dem Körper Energie entzieht und jede Tätigkeit zu einer lästigen Pflicht macht. Etwa 40 % bis 70 % der Menschen mit Fibromyalgie haben auch unangenehme Symptome des Reizdarmsyndroms, darunter:

- Magenschmerzen

- Gas

- Blähungen

- Übelkeit

- Verstopfung und oder Durchfall

Etwa 70 % der Menschen mit Fibromyalgie leiden unter Migränekopfschmerzen oder chronischen Verspannungen, die häufig sehr stark sind. Die Kopfschmerzen können von schmerzhaften Nacken-, Kopf- oder Schultermuskeln ausgehen.

Ungewöhnliche Symptome

Nachfolgend finden Sie weitere ungewöhnliche Symptome, die Sie vielleicht nicht erwarten; sie können selten oder gar nicht auftreten. Bei manchen Menschen mit Fibromyalgie treten sie jedoch auf:

- Anschwellen

- Kieferschmerzen

- Starkes Schwitzen

- Schmerzen in der Brust

- Leichte Blutergüsse

- Empfindlichkeit gegenüber Licht, Temperatur und Lärm

- Blasenschmerzen

- Symptome einer Nahrungsmittelallergie wie Keuchen, Erbrechen, eine
  verstopfte Nase oder Durchfall

- Dringendes Bedürfnis zu urinieren

Bei Menschen mit Fibromyalgie liegt immer eine Funktionsstörung im Gehirn
und in den Nerven vor, da sie auf typische Schmerzsymptome überreagieren
oder diese falsch interpretieren. Dies kann auf ein chemisches Ungleichgewicht
im Gehirn oder eine Anomalie in der Rückenwurzel zurückzuführen sein, die
sich auf die Sensibilisierung des Gehirns (zentrale Schmerzen) auswirkt. Die
Fibromyalgie kann sich auch auf die Emotionen und das Energieniveau einer
Person auswirken.

Symptome der Fibromyalgie bei Frauen

Im Allgemeinen sind Frauen stärker von Fibromyalgie betroffen als Männer.
Bei mehr Frauen als Männern wurden das Reizdarmsyndrom, die morgendliche
Müdigkeit und weit verbreitete, chronische Schmerzen diagnostiziert und be-
handelt. Auch schmerzhafte Menstruationsbeschwerden sind bei Frauen mit
Fibromyalgie häufig.

Bei der Überprüfung der 2016 überarbeiteten Diagnosekriterien wurde jedoch
bei mehr Männern Fibromyalgie diagnostiziert, was die Unterscheidung zwischen dem Schmerzniveau von Männern und Frauen verringern könnte. Es ist
wichtig zu beachten, dass der Übergang in die Wechseljahre die Erkrankung
verschlimmern kann.

Symptome der Fibromyalgie bei Männern

Auch Männer erkranken an Fibromyalgie. Sie werden möglicherweise nicht diagnostiziert, weil die Krankheit hauptsächlich als Frauenkrankheit angesehen wird. Aktuelle Statistiken zeigen jedoch, dass mit der zunehmenden Anwendung des Diagnoseprotokolls von 2016 immer mehr Männer diagnostiziert werden.

Auch Männer leiden unter starken Schmerzen und emotionalen Symptomen der Fibromyalgie. Laut einer Studie aus dem Jahr 2018 beeinträchtigt die Krankheit ihre Produktivität, ihre Karriere, ihre Beziehungen und ihr Leben. Ein Teil der Stigmatisierung und der Schwierigkeiten bei der Diagnose von Männern ist eine direkte Folge der gesellschaftlichen Erwartung, dass Männer mit Schmerzen sich damit abfinden müssen.

Verwandte Bedingungen

Neben den Bedingungen, die Fibromyalgie auslösen, gibt es noch zahlreiche andere Erkrankungen, die mit Fibromyalgie in Verbindung stehen. Einige dieser Begleiterkrankungen sind rheumatische Erkrankungen, die die Knochen, Gelenke und Muskeln betreffen. Einige dieser Begleiterkrankungen sind folgende:

Lupus

Dabei handelt es sich um eine Erkrankung, bei der das Immunsystem fälschlicherweise gesundes Gewebe und Zellen in zahlreichen Teilen des Körpers angreift.

Temporomandibuläre Störung (TMD)

Dieser Zustand kann Schmerzen in den Wangen, Schläfen, Kiefer und Ohren verursachen.

Spondylitis ankylosans

Dies ist die Schwellung und der Schmerz in einigen Teilen der Wirbelsäule.

Rheumatoide Arthritis

Sie bemerken diesen Zustand, wenn das Immunsystem fälschlicherweise gesunde Zellen in den Gelenken angreift, was zu Schwellungen und Schmerzen führt.

Osteoarthritis

Hier verursachen Schäden an den Gelenken Steifheit und Schmerzen.

Mögliche Auslöser der Fibromyalgie

Ursprünglich wurde Fibromyalgie bei Menschen diagnostiziert, die weit verbreitete Schmerzen und Druckempfindlichkeit an 11 von 18 bestimmten Triggerpunkten am Körper hatten. Das Gesundheitspersonal analysierte die Person, um Schmerzen durch einfaches Berühren oder Drücken dieser Triggerpunkte festzustellen.

Zu den häufigsten Triggerpunkten gehören:

- Oberseiten der Schultern

- Hüften

- Obere Brust

- Knie

- Rückseite des Kopfes

- Äußere Krümmer

- Rückseite des Kopfes

In den meisten Fällen sind Triggerpunkte nicht mehr Teil des Diagnoseverfahrens. Stattdessen können medizinische Fachkräfte die Diagnose Fibromyalgie stellen, wenn Sie Schmerzen in 4 der 5 Beschwerdebereiche haben, die in den überarbeiteten Diagnosekriterien von 2016 definiert sind.

Häufig wird Fibromyalgie durch belastende Ereignisse wie körperlichen oder psychischen Stress ausgelöst.

Einige der möglichen Auslöser für diesen Zustand sind:

- Eine virusbedingte Infektion

- Eine Wunde

- Eine Operation

- In einer missbräuchlichen Beziehung leben

- Geburt eines Kindes

- Der Tod eines geliebten Menschen

- Das Scheitern einer Beziehung

Es ist wichtig zu wissen, dass die Fibromyalgie nicht immer nach einem spürbaren Auslöser auftritt, sondern manchmal auch einfach aus heiterem Himmel.

Kurz gesagt ist die Fibromyalgie eine langfristige Erkrankung, die Schlafstörungen, Depressionen, weit verbreitete Schmerzen, Müdigkeit und eine Reihe anderer Symptome verursacht. Gegenwärtig gibt es keine Heilung, und die Forscher wissen nicht genau, was die Ursachen sind. Männer und Frauen, die an Fibromyalgie leiden, erleben die Symptome unterschiedlich, aber die möglichen Auslöser sind bei beiden gleich.

KAPITEL 4: WIE WIRD FIBROMYALGIE DIAGNOSTIZIERT?

Wenn Sie fast ständig müde sind und Muskelschmerzen haben, denken Sie vielleicht, dass Sie eine Grippe oder eine ähnliche Krankheit haben. Wenn die Schmerzen von Magen-Darm-Beschwerden, Schlaflosigkeit oder Hirnnebel begleitet werden, sollten Sie einen Termin bei einem Arzt vereinbaren, um die Möglichkeit einer Fibromyalgie zu besprechen. Zuvor sollten Sie sich vergewissern, dass Sie diese Symptome seit Wochen, vielleicht sogar Monaten, haben. Es ist wichtig zu wissen, dass Fibromyalgie in jedem Alter auftreten kann, aber oft erst im mittleren Alter auftritt.

Fibromyalgie ist eine dauerhafte Erkrankung, die mit weit verbreiteten Schmerzen in fast allen wichtigen Körperregionen einhergeht. Leider gibt es keine bildgebenden Verfahren oder Labortests zur Diagnose von Fibromyalgie. Stattdessen wird Ihr Arzt Sie bitten, detaillierte Angaben zu den von Ihnen beobachteten Symptomen zu machen. Es gibt eine Reihe anderer Krankheiten, die fast die gleichen Symptome wie die Fibromyalgie aufweisen, und Ihr Arzt wird Sie bei der Diagnose wahrscheinlich auf einige von ihnen testen. Dazu gehören Borreliose, HIV, AIDS, Schilddrüsenunterfunktion, degenerative Erkrankungen der Wirbelsäule und bestimmte Krebsarten.

Der Facharzt kann durch klinische Tests viele der genannten Erkrankungen ausschließen, um das genaue Leiden zu bestimmen, an dem Sie leiden. Seien Sie sich darüber im Klaren, dass dieser Prozess wahrscheinlich viel Mühe, Zeit und natürlich auch Geld kosten wird. In einem Bericht der National Fibromyalgia and Chronic Pain Association heißt es, dass es im Durchschnitt über 5 Jahre dauert, bis ein Fibromyalgie-Patient eine genaue Diagnose erhält.

Schwierigkeiten bei der Diagnose

Es ist ratsam, einen Termin bei einem Rheumatologen oder Ihrem Hausarzt zu vereinbaren, um Ihre Symptome zu besprechen. Sie können auch ein Fibromyalgie-Schmerztagebuch führen, um Ihre Symptome zu verfolgen, zu notieren, wie stark die Schmerzen sind, und die Auswirkungen der Schmerzen auf Ihre täglichen Aktivitäten zu beschreiben. Eine weitere Möglichkeit, um festzustellen, ob Sie Fibromyalgie haben, ist die Arthritis-Power-App, mit der Sie Ihre Symptome überprüfen können. Anschließend können Sie das Ergebnis mit Ihrem Arzt teilen.

Das ist der Grund, warum Fibromyalgie schwer zu diagnostizieren sein kann:

Sie könnten den falschen Arzt aufsuchen

Als ersten Schritt sollten Sie einen Arzt aufsuchen und um eine Überweisung zu einem Rheumatologen bitten. Bei einem Rheumatologen müssen Sie Tests durchführen lassen, um Erkrankungen mit ähnlichen Symptomen wie Fibromyalgie auszuschließen.

Sobald Sie auf Fibromyalgie untersucht wurden, können Sie einen Spezialisten für Schmerztherapie aufsuchen, der Ihnen bei chronischen Schmerzen maßgeschneiderte Behandlungen anbietet. Wenn Sie keinen Rheumatologen aufsuchen können, vielleicht weil es in Ihrer Gegend keinen gibt, können Sie mit Ihrem Hausarzt ausführlich über Ihre Symptome sprechen und erwähnen, dass es sich um Fibromyalgie handeln könnte. Der Arzt wird versuchen, eine Diagnose zu stellen, um zu sehen, ob er die Symptome behandeln kann.

Ihr Arzt hat Sie möglicherweise nicht angemessen untersucht

Dies ist ein weiterer Grund, warum die Diagnose der Fibromyalgie schwierig sein kann: Ärzte investieren so viel Zeit und Ressourcen in die Untersuchung auf Krankheiten, die die verschiedenen Symptome der Fibromyalgie hervorrufen könnten. Sie könnten eine ganz andere Erkrankung wie das Reizdarmsyndrom oder eine Depression feststellen. Deshalb ist es wichtig, einen Fibromyalgiespezialisten aufzusuchen.

Der Schmerz ist nicht sichtbar

Die Unfähigkeit, Fibromyalgie-Schmerzen wahrzunehmen, macht die Diagnose recht schwierig. Deshalb ist es wichtig, dass Sie genau angeben, welche Schmerzen Sie empfinden, was sie auslöst, wie lange sie andauern und wie sie sich bessern (wenn überhaupt). Die meisten Menschen mit Fibromyalgie verspüren oft ein Brennen oder Kribbeln mit Schmerzen in einigen Körperregionen und sind ständig müde. Stellen Sie fest, ob und wie oft Sie diese Symptome ständig haben; machen Sie eine Liste und legen Sie diese Liste Ihrem medizinischen Betreuer vor.

Fibromyalgie tritt oft zusammen mit anderen Krankheiten auf

Fibromyalgie kann zusammen mit anderen Krankheiten wie Osteoarthritis oder entzündlicher Arthritis auftreten. Diese Erkrankungen fallen unter die Klassifizierung chronischer Schmerzzustände. Ein Rheumatologe stellt entsprechende Fragen und führt Labor- oder Bildgebungsuntersuchungen durch, die bei der Unterscheidung der einzelnen Erkrankungen helfen können. So kann ein Patient beispielsweise an rheumatoider Arthritis und gleichzeitig an Fibromyalgie leiden. Solche Patienten nehmen möglicherweise Medikamente ein, die die Entzündung verringern, haben aber dennoch chronische Schmerzen. In diesem Fall sind die ständigen Schmerzen möglicherweise nicht auf die rheumatoide Arthritis, sondern auf die Fibromyalgie oder andere verwandte Erkrankungen zurückzuführen. Wenn Sie also an rheumatoider Arthritis leiden und glauben, dass Sie auch an Fibromyalgie erkrankt sein könnten, sollten Sie mit Ihrem Rheumatologen darüber sprechen, um herauszufinden, ob er auch die Symptome der Müdigkeit und der allgemeinen Körperschmerzen behandeln kann.

Körperliche Untersuchung und Anamnese zur Diagnose von Fibromyalgie

Um die Fibromyalgie richtig zu diagnostizieren, wird Ihr Arzt Sie fragen, wie Sie sich im Allgemeinen fühlen. Dabei kann es sich um die Schmerzen handeln, die Sie in den letzten Wochen verspürt haben, um die Häufigkeit Ihrer Müdigkeit, die wahrscheinlichen Ursachen und ob Sie ständig müde sind. Er wird Sie auch nach den immer wiederkehrenden Schmerzen, ihrer Schwere und der Empfindlichkeit bestimmter Körperregionen fragen.

Darüber hinaus sollte Ihr behandelnder Arzt Sie nach anderen Symptomen fragen, da Fibromyalgie manchmal mit anderen, nicht verwandten Gesundheitsproblemen wie Angstzuständen, häufigem Wasserlassen, Depressionen, Kopf-schmerzen, Reizdarmsyndrom und Kieferschmerzen durch Zähneknirschen ein-hergeht. Deshalb ist es wichtig, einen Arzt zu haben, der sich Ihre Symptome anhört und leicht Zusammenhänge zwischen ihnen herstellen kann.

Alte und neue Diagnosekriterien für Fibromyalgie

Im Jahr 2010 hat das American College of Rheumatology neue Kriterien für die Diagnose von Fibromyalgie aufgestellt. Nach diesen Kriterien können Sie an Fibromyalgie leiden, wenn Sie die folgenden Voraussetzungen erfüllen:

- Wenn Sie nie eine Erkrankung hatten, die Ihre Symptome erklären kön-nte

- Wenn Sie einen Indexwert für weit verbreitete Schmerzen von 7 oder mehr und einen Wert auf der Symptomschwere-Skala von mindestens 5 haben. Oder wenn Sie einen Indexwert für weit verbreitete Schmerzen von etwa 3 bis 6 und einen Wert auf der Symptomschwere-Skala von 9 oder mehr haben.

- Wenn Sie Schmerzen haben, die nicht auf eine andere Erkrankung zurückzuführen sind

- Wenn Sie seit fast 3 Monaten durchgehend Fibromyalgiesymptome haben

- Wenn Sie auf beiden Seiten Ihres Körpers Schmerzen haben

- Wenn Sie chronische Schmerzen im oberen und unteren Teil Ihrer Taille verspüren

- Wenn Sie an mindestens 11 der 18 möglichen Tenderpoints Schmerzen verspüren

Um diese Kriterien zu erfüllen, müssen Sie Schmerzen in mindestens 4 der 5 genannten Körperregionen haben:

- Die rechte obere Region, einschließlich Arm, Kiefer oder Schulter

- Die linke obere Region, einschließlich Kiefer, Arm oder Schulter

- Die axiale Region, einschließlich Rücken, Bauch, Hals oder Brust

- Der linke untere Bereich, einschließlich Bein, Gesäß oder Hüfte

- Der rechte untere Bereich, einschließlich Gesäß, Hüfte oder Bein

Ausschreibungspunkte

Früher prüften die Ärzte etwa 18 bestimmte Körperregionen, um festzustellen, wie viele von ihnen bei Druck oder Berührung schmerzhaft waren. Die empfindlichen Punkte, die auf beiden Seiten des Körpers auftreten, sind die folgenden:

- Knie

- Hüftknochen

- Unterer Hals vorne

- Arm in der Nähe des Ellenbogens

- Rand der oberen Brust

- Die Schädelbasis am Hinterkopf

- Rückseite der Schultern

- Rückseite des Halses

- Obere äußere Pobacke

Obwohl das Zählen der Tenderpoints heute nicht mehr allgemein anerkannt ist, erfüllen Menschen mit Fibromyalgie in der Regel die Tenderpoint-Kriterien. Obwohl einige Ärzte sie immer noch verwenden, sollten sie nicht der ultimative Test für die Diagnose von Fibromyalgie sein, da man Fibromyalgie haben kann, ohne unbedingt Schmerzen in diesen Tender Points zu haben.

Tests zur Diagnose von Fibromyalgie

Wie bereits erwähnt, gibt es keinen Bluttest zum Nachweis von FBM. Ihr Arzt kann Ihnen Blut abnehmen, um andere Krankheiten wie Lupus, rheumatoide Arthritis und Schilddrüsenunterfunktion auszuschließen und zu untersuchen. Dennoch können Tests wie die Erythrozytensenkungsgeschwindigkeit und das C-reaktive Protein (CRP) bei der Diagnose von Entzündungen im Körper helfen, obwohl sie bei Krankheiten wie rheumatoider Arthritis und nicht bei FBM gefunden werden sollten. Wenn also das Ergebnis Ihrer CRP-Tests niedrig oder mittel ist und Ihre Erythrozytensedimentationstests eine niedrige Entzündung ergeben, könnte das andere Krankheiten ausschließen und Ihren Arzt dazu zwingen, Sie auf Fibromyalgie zu testen.

Eine kürzlich durchgeführte Studie zeigt, dass mit Hilfe eines fortschrittlichen Bluttests (Vibrationsspektroskopie) spezifische Protein-Biomarker im Blut nachgewiesen werden können, die die FBM von anderen Krankheiten unterscheiden.

Bildgebende Tests zur Diagnose von Fibromyalgie

Obwohl man Arthritis auf einem Röntgenbild sehen kann, ist es bei Fibromyalgie genau umgekehrt. Wenn Sie FBM-Symptome feststellen können und einen bildgebenden Test machen, der aber nichts anzeigt, dann ist es wahrscheinlicher, dass es sich um Fibromyalgie handelt.

In neueren Forschungsarbeiten haben funktionelle Bildgebungstests des Gehirns bei Menschen mit FBM eine abnorme Schmerzverarbeitung in einigen Hirnbereichen festgestellt. Die Magnetresonanzspektroskopie entdeckte bei FBM-Patienten höhere Konzentrationen des Neurotransmitters Glutamat in einigen schmerzbezogenen Bereichen.

Andere Fibromyalgietests

Ihr Arzt wird möglicherweise weitere Bluttests durchführen, darunter:

- Erythrozytensedimentationsrate

- Test auf zyklische citrullinierte Peptide

- Vollständiges Blutbild

- Schilddrüsenfunktionstests

- Vitamin D

- Antinukleäre Antikörper

- Rheumafaktor

- Zöliakie-Serologie

Wenn die Möglichkeit besteht, dass Sie an einer Schlafstörung leiden, kann Ihr Arzt auch eine Schlafstudie über Nacht empfehlen.

Wie die Ärzte wissen: Was passiert als Nächstes, wenn es sich um FBM handelt?

Sobald Ihr Arzt festgestellt hat, ob Sie die Kriterien für Fibromyalgie erfüllen, und andere Erkrankungen ausgeschlossen hat, kann er Ihnen medizinische Behandlungen und Änderungen der Lebensweise verschreiben, um Ihnen bei der Bewältigung und Behandlung der Fibromyalgie zu helfen.

Ihr Arzt wird Ihnen möglicherweise ein Antidepressivum vorschlagen, das nicht nur die Depression behandelt, sondern auch die mit der FBM verbundene Müdigkeit und die Schmerzen lindert.

Ein weiteres Mittel, das Ihr Arzt bei Fibromyalgie empfehlen kann, sind Medikamente gegen Krampfanfälle, die bei nervenbedingten Schmerzen helfen können, wie Lyrica (Pregabalin) und Neurontin (Gabapentin).

Ihr Arzt kann Ihnen eine kognitive Verhaltenstherapie und Gesprächstherapie, Massagetherapie, Chiropraktik und/oder Akupunktur vorschlagen, die alle zur Linderung von Schmerzen und Symptomen beitragen können. Ihr Arzt wird Ihnen wahrscheinlich auch raten, sich regelmäßig zu bewegen und sich selbst zu pflegen.

KAPITEL 5: KOMPLIKATIONEN DER FIBROMYALGIE

Wenn bei Ihnen aufgrund der Anzeichen und Symptome Fibromyalgie diagnostiziert wurde, ist es an der Zeit, sich darauf zu konzentrieren, gesund zu werden. Dabei ist es wichtig, dass Sie wissen, dass sich Fibromyalgie verschlimmern kann, wenn Sie nicht achtsam sind.

Häufige Komplikationen

Während der Behandlung kann die Krankheit durch einige Komplikationen verschlimmert werden. Einige der mit Fibromyalgie verbundenen Komplikationen sind:

Vermehrte Krankenhausaufenthalte

Menschen mit Fibromyalgie haben ein höheres Risiko, ins Krankenhaus eingeliefert zu werden, als Menschen, die nicht an der Krankheit leiden. Das liegt daran, dass Menschen, die an dieser Krankheit leiden, oft viele Begleiterkrankungen haben. Es ist noch nicht bekannt, ob die Fibromyalgie die Ursache für diese Begleiterkrankungen ist oder ob die Krankheiten für die Entwicklung der Fibromyalgie verantwortlich sind.

Die folgenden Beschwerden sind bei Menschen mit FBM häufig: chronisches Müdigkeitssyndrom, Migräne und Spannungskopfschmerzen. Diese Beschwerden müssen manchmal ärztlich behandelt werden.

Die meisten Erkrankungen, die Fibromyalgie-Patienten zu einem Krankenhausaufenthalt zwingen würden, haben leicht erkennbare Symptome und können von Ihrem medizinischen Betreuer gezielt behandelt werden. Anders verhält es sich bei Krankheiten, die den Darm betreffen, denn sie sind schwieriger zu behandeln.

Erhöhtes Risiko für rheumatische Erkrankungen

Die Zentren für Krankheitskontrolle und -prävention (Centers for Disease Control and Prevention) haben postuliert, dass Fibromyalgie-Patienten ein höheres Risiko haben, an rheumatischen Erkrankungen zu erkranken. Beispiele für solche Erkrankungen sind rheumatoide Arthritis, Osteoarthritis, systemischer Lupus erythematodes und Spondylitis ankylosans. Dieses höhere Risiko ist darauf zurückzuführen, dass FBM-Patienten häufig unter Gelenkschmerzen und Steifheit, Muskelkrämpfen, Muskelschwäche in den Beinen und Entzündungen der Hände, Füße und Gliedmaßen leiden.

In einer anderen Studie, die in Frontiers in Human Science veröffentlicht wurde, wurde auch postuliert, dass Fibromyalgie-Patienten aufgrund von Veränderungen in ihrem Gangbild möglicherweise ihre Fähigkeit verlieren, richtig zu gehen und das Gleichgewicht im Stehen zu halten. Manche Fibromyalgie-Patienten finden es auch schwierig, sich aufgrund von Steifheit und Schmerzen zu bewegen.

Depression

Viele Patienten mit Fibromyalgie leiden unter Depressionen. Dies hat viele zu der Annahme geführt, dass es biologische und physiologische Ähnlichkeiten zwischen Depression und Fibromyalgie gibt. Wenn dies zutrifft, liegt es nahe, dass Depressionen mit Fibromyalgie einhergehen oder umgekehrt.

Studien haben auch gezeigt, dass 90 % der Menschen, die mit Fibromyalgie kämpfen, Symptome einer Depression haben. Die Forschung hat auch gezeigt, dass Erwachsene mit Fibromyalgie mehr als dreimal so häufig an Depressionen leiden wie Menschen, die nicht mit der Krankheit leben. Depressionen, die mit Fibromyalgie einhergehen, sind oft auf die Isolation und die Schmerzen zurückzuführen, die die Patienten im Kampf gegen die Krankheit erleben.

Der beste Weg, Depressionen zu behandeln, ist in der Regel eine Therapie. Einzelsitzungen mit einem qualifizierten Therapeuten sind ratsam, damit Sie Ihren Körper und die Auswirkungen Ihrer Gedanken auf Ihre Gesundheit besser verstehen. Sie können sich auch einer Selbsthilfegruppe anschließen, um Menschen mit ähnlichen Problemen zu treffen, die Ihnen helfen können, Ihre Gefühle wie Einsamkeit oder Isolation zu bewältigen. Depressionen sind behandelbar; suchen Sie Hilfe, wenn Sie dies für nötig halten.

Schlechte Lebensqualität

Wenn wir verletzt sind oder Schmerzen haben, wünschen wir uns immer, dass die Schmerzen aufhören und wir wieder in unseren Alltag zurückkehren können, denn Schmerzen sind keine angenehme Erfahrung. Menschen mit Fibromyalgie leiden ständig unter Schmerzen, die sie an der Ausübung vieler wichtiger Funktionen hindern, was sich unmittelbar auf ihre Lebensqualität auswirkt. So fällt es den meisten Fibromyalgie-Patienten schwer, die erforderlichen Stunden Schlaf zu finden, um sich vollständig zu erholen und zu regenerieren.

Einige Betroffene leiden unter Schlafapnoe, was zu Tagesmüdigkeit führen kann und das Risiko für Erkrankungen wie Herzprobleme, Typ-2-Diabetes und Leberprobleme erhöht. Die meisten FBM-Patienten sind nicht in der Lage, bei der Arbeit, in der Schule und zu Hause effektiv zu arbeiten.

Die Schmerzen, die Fibromyalgie-Patienten empfinden, schränken ihre Beweglichkeit ein, was es ihnen wiederum sehr schwer macht, sich bei den täglichen Aktivitäten zu konzentrieren. Fibro-Fog ist eines der Symptome, die viele FBM-Patienten aufweisen. Fibro-Fog ist eine kognitive Störung, die mit Fibromyalgie einhergeht. Die Patienten, die diese Symptome zeigen, sind leicht ablenkbar, zeigen einen Verlust des Kurzzeitgedächtnisses, haben Schwierigkeiten, Gespräche zu führen, und sind vergesslich.

Der Fibro-Nebel ist einer der Gründe, warum viele Menschen mit FBM nicht arbeiten können. Diejenigen, die arbeiten können, sind nicht so produktiv wie andere, und die Lebensqualität dieser Menschen wird dadurch beeinträchtigt. Dieses Symptom erhöht die Schwierigkeit bestimmter Aktivitäten und macht Dinge, die früher Spaß gemacht haben, mühsam und anstrengend. Die Schwierigkeit liegt in den Schmerzen und der Müdigkeit, die mit der Krankheit einhergehen. Die meisten FBM-Patienten neigen dazu, aufgrund der Schmerzen passiv zu werden, was dazu führt, dass sie sich von ihren üblichen Routinen und ihrem sozialen Leben zurückziehen.

Ein weiterer Faktor, der die Lebensqualität von Fibromyalgie-Patienten beeinträchtigt, ist das Auftreten von Schüben. Wenn die mit der Fibromyalgie verbundenen Symptome zunehmen oder die Intensität der Symptome steigt, spricht man von einem Schub. Schübe können ohne Vorwarnung auftreten, aber die meisten treten auf, wenn der Patient gestresst oder deprimiert ist. Manche Schübe können Tage dauern, andere wiederum Wochen.

Fettleibigkeit und körperliche Dekonditionierung

Bei Fibromyalgie-Patienten kommt es häufig zu einer Gewichtszunahme. Es kann sehr frustrierend sein, dass man zunimmt, während man mit verschiedenen Fibromyalgiesymptomen kämpft. Fettleibigkeit ist aus mehreren Gründen eine häufige Komplikation.

Die Fibromyalgie verursacht Veränderungen im Hormonhaushalt. Einige der betroffenen Hormone sind Insulin und Serotonin. Hormonelle Ungleichgewichte im Körper können aufgrund des verlangsamten Stoffwechsels und der Müdigkeit zu vermehrtem Hunger führen. Schlafmangel beeinträchtigt nicht nur die Lebensqualität von Fibromyalgie-Patienten, sondern kann auch zu einer Gewichtszunahme führen, da die Betroffenen einen gesteigerten Appetit haben, ihren Stoffwechsel verlangsamen und energiereiche Nahrung zu sich nehmen, ohne dass sie in der Lage oder willens sind, sich körperlich zu bewegen, um die erhöhte Kalorienzufuhr auszugleichen.

Extreme Empfindlichkeit

Eine häufige Komplikation bei Fibromyalgie-Patienten besteht darin, dass sie extrem empfindlich auf alles reagieren, was sie umgibt. Sie reagieren auf gewöhnliche Umweltfaktoren wie Licht, Geräusche, Gerüche, Parfüm, Rasierwasser, Trocknertücher und Waschmittel. Einige Patienten reagieren auch extrem empfindlich auf Wetterunterschiede wie Luftdruckschwankungen und den Wintereinbruch.

Viele Betroffene berichten, dass sie eine ungewöhnliche Hautempfindlichkeit erleben. Einige beschreiben das ungewöhnliche Gefühl als einen wirklich schlimmen Sonnenbrand. Einige der Patienten haben auch festgestellt, dass sich die Pigmentierung und Textur ihrer Haut verändert hat.

Schlechtes Sexualleben

Viele Studien haben gezeigt, dass Menschen, die mit Fibromyalgie leben, ein unbefriedigendes Sexualleben haben. Die Studien zeigen, dass sie weniger Lust haben und mehr Schmerzen empfinden; sie sind auch weniger begeistert von Dingen, einschließlich Sex. Sex ist eine körperliche, emotionale und geistige Aktivität. Menschen, die mit Fibromyalgie leben, sind aufgrund der Auswirkungen der Schmerzen auf ihr Leben körperlich, emotional und geistig geschwächt. Die meisten von ihnen haben ein schlechtes Körperbild, was sich auch auf ihr Selbstvertrauen auswirkt, an sexuellen Aktivitäten teilzunehmen.

Dieses Kapitel hat gezeigt, dass ein Leben mit Fibromyalgie zu zahlreichen Komplikationen führen kann, wenn die Krankheit nicht richtig behandelt wird. Es ist wichtig, dass alle Menschen, die mit dieser Krankheit leben, die beste geistige, emotionale und körperliche Betreuung erhalten.

KAPITEL 6: MEDIZINISCHE BEHANDLUNG DER FIBROMYALGIE

Die Mediziner sind sich über die Ursachen der Fibromyalgie noch nicht im Klaren, da diese Erkrankung Schmerzen verursacht, obwohl es keine Anzeichen für Entzündungen oder körperliche Verletzungen gibt. Dennoch gibt es allgemein anerkannte medizinische Behandlungen, die zur Linderung der Symptome beitragen können.

Fibromyalgie Behandlungsmethoden

Es gibt zwei Möglichkeiten, Fibromyalgie zu behandeln. Sie sind:

- Strategien zur Selbstfürsorge

- Medikation

Die Wahrheit ist, dass es nicht eine einzige Behandlung gibt, die bei allen Fibromyalgieformen funktioniert. Die Anwendung mehrerer Ansätze kann in der Regel den größten Unterschied ausmachen.

Medikation Ansatz

Medikamente können helfen, die Fibromyalgie-Schmerzen auf ein vernünftiges Maß zu begrenzen und den Schlaf zu verbessern. Sie können sich für eine der folgenden Möglichkeiten entscheiden:

Antidepressiva

Savella (Milnacipran HCL) und Cymbalta (Duloxetin) können helfen, die mit Fibromyalgie verbundene Müdigkeit und Schmerzen zu lindern. Ihr Arzt kann Ihnen auch Muskelrelaxantien wie Cyclobenzaprin oder Amitriptylin verschreiben, die Ihnen helfen können, gut zu schlafen und das Gleichgewicht der Neurotransmitter wiederherzustellen.

Schmerzmittel

Viele Fibromyalgie-Patienten haben in rezeptfreien Schmerzmitteln wie Ibuprofen (Motrin, Advil usw.), Naproxen-Natrium (Aleve usw.) oder Paracetamol (Tylenol, Excedrin usw.) eine gewisse Linderung gefunden. Von Opioid-Medikamenten ist unbedingt abzuraten, da sie leicht zu einer Abhängigkeit führen können; außerdem verschlimmern Opioide die Schmerzen oft im Laufe der Zeit. Wegen der Nebenwirkungen und des Suchtrisikos raten die meisten Ärzte ihren Patienten von der Einnahme von Narkotika zur Behandlung der Fibromyalgie ab.

Medikamente gegen Krampfanfälle

Medikamente, die speziell zur Behandlung von Epilepsie entwickelt wurden, sind oft hilfreich bei der Linderung bestimmter Arten von Schmerzen. Lyrica (Pregabalin) war das erste von der Food and Drug Administration zur Behandlung von Fibromyalgie zugelassene Medikament und wurde entwickelt, um Nervenzellen daran zu hindern, Schmerzsignale auszusenden. Gleichzeitig kann Gabapentin (Neurontin) in seltenen Fällen hilfreich sein, um Fibromyalgie-Symptome wie Nervenschmerzen zu lindern. Antiepileptika haben einige Nebenwirkungen wie Schwindel, Mundtrockenheit, Schwellungen und Gewichtszunahme.

Andere Behandlungsmethoden

Medizinisches Marihuana

Es hat sich gezeigt, dass medizinisches Marihuana die Symptome der Fibromyalgie lindert. Jüngste Untersuchungen zeigen, dass Menschen mit Fibromyalgie, die medizinisches Cannabis einnahmen, einige oder alle der folgenden Symptome erfuhren:

- Verbesserte Entspannung

- Verbesserte psychische Gesundheit

- Verringerung von Steifheit und Schmerzen

- Gefühle des Wohlbefindens

- Eine Zunahme der Schläfrigkeit

Der Nutzen von medizinischem Marihuana bei Fibromyalgie muss jedoch noch weiter erforscht werden, da es einige Nebenwirkungen hat, darunter Konzentrationsschwierigkeiten und ein getrübtes Urteilsvermögen.

Vitamin D einnehmen

Menschen mit Fibromyalgie haben in der Regel einen niedrigen Vitamin-D-Spiegel. Eine Studie aus dem Jahr 2013 zeigt, dass sich Menschen mit Fibromyalgie körperlich besser fühlten und weniger müde waren, wenn sie Vitamin-D-Präparate einnahmen.

Die Forschung über neue Methoden zur medikamentösen Behandlung der Fibromyalgie ist noch nicht abgeschlossen. In diesem Kapitel habe ich die medizinischen Möglichkeiten genannt, die zur Linderung der Fibromyalgiesymptome eingesetzt werden können. Wenn Sie mit Fibromyalgie leben, sollten Sie nicht davon ausgehen, dass das, was Sie gelesen haben, die besten Möglichkeiten für Sie sind. Ich rate Ihnen immer, einen Arzt aufzusuchen, bevor Sie eine Behandlung beginnen. Außerdem können einige Alternativen zur Behandlung der Fibromyalgiesymptome eingesetzt werden, und es ist ratsam, auch diese Möglichkeiten mit Ihrem Arzt zu besprechen.

KAPITEL 7: ALTERNATIVE FIBROMYALGIE-THERAPIEN

Therapeutische Behandlungen bei Fibromyalgie

Es gibt verschiedene Therapien, die man anwenden kann, um die Auswirkungen der Fibromyalgie auf das Leben im Allgemeinen und den Körper im Besonderen zu verringern. Beispiele für solche Behandlungen sind:

Beratung

Menschen, die mit Fibromyalgie leben, haben oft schwierige, stressige Phasen, die ihre Fähigkeiten und ihre Belastbarkeit auf die Probe stellen. In einem früheren Kapitel habe ich erwähnt, dass viele Fibromyalgie-Patienten oft ängstlich und depressiv sind. Eine Möglichkeit, diese Risikofaktoren in den Griff zu bekommen, besteht darin, mit jemandem zu sprechen, der Erfahrung mit der Krankheit hat. Deshalb ist es empfehlenswert, mit einem Berater zu sprechen. Ein Gespräch mit einem Berater, einem Therapeuten für psychische Gesundheit, einem Psychologen oder einem Psychiater kann Ihnen helfen, Ihren Glauben an Ihre Fähigkeiten zu stärken und Ihnen einige Ansätze zu vermitteln, die Sie anwenden können, um mit stressigen Situationen umzugehen.

Beschäftigungstherapie

Die Fibromyalgie beeinträchtigt alle Nervenenden des Körpers, was die Fähigkeit der Patienten einschränkt, alltägliche Aufgaben zu bewältigen. Ergotherapie ist eine Behandlung, die Menschen hilft, die Probleme mit Bewegung und Koordination haben. Die Arbeit eines Ergotherapeuten besteht darin, Ihnen dabei zu helfen, Ihren Arbeitsbereich anzupassen oder die Art und Weise, wie Sie bestimmte Aufgaben ausführen, so zu verändern, dass die Belastung für Ihren Körper verringert wird.

Physikalische Therapie

Zugelassene Physiotherapeuten haben eine Ausbildung in der Bewegungslehre. Viele Fibromyalgie-Patienten haben Schwierigkeiten bei den täglichen Aktivitäten und profitieren von Dehnungs- und Kräftigungsprogrammen. Ein Physiotherapeut zeigt Ihnen, mit welchen Übungen Sie Ihre Flexibilität, Kraft und Ausdauer verbessern können. Ein Physiotherapeut kann mit Menschen aller Altersgruppen arbeiten, vom Kleinkind bis zum Erwachsenen. Studien zur Wirkung von Physiotherapie haben gezeigt, dass Einzeltermine mit Physiotherapeuten zur Wiederherstellung der allgemeinen Gesundheit beitragen können. Physiotherapie hat sich bei der Behandlung von Fibromyalgie-Symptomen als wirksam erwiesen, da sie zur Verringerung von Müdigkeit und Steifheit beiträgt.

Hydrotherapie

Viele Studien haben gezeigt, dass die innere und äußere Anwendung von Wasser mit unterschiedlichen Temperaturen für Fibromyalgiepatienten viele Vorteile haben kann. Diese Therapie kann von einem Physiotherapeuten durchgeführt werden und Fibromyalgiepatienten helfen, ihre Muskeln und Gelenke zu benutzen, ohne sie zu sehr zu belasten. Die geeignetste Form der Hydrotherapie zur Behandlung von Fibromyalgie ist die Balneotherapie. Bei der Balneotherapie wird der Patient in mineralhaltiges Wasser oder natürliche heiße Mineralquellen getaucht, um die Schmerzen zu lindern. Diese Therapie kann zu Hause, in Gesundheitszentren, Kurbädern und physiotherapeutischen Kliniken durchgeführt werden. Im Sport wird die Hydrotherapie häufig eingesetzt, um Leistungssportlern zu helfen, sich schneller zu erholen, und um Schmerzen zu lindern. Sie sollten auch wissen, dass die Hydrotherapie nicht für jeden geeignet ist, da sie Hautmazerationen und Infektionen verursachen kann. Bevor Sie diese Therapie anwenden, sollten Sie sich vergewissern, dass Ihr Arzt und Physiotherapeut über Ihre speziellen Bedürfnisse informiert ist.

Biofeedback

Die volle Wirksamkeit dieser Therapie ist unbekannt. Biofeedback zielt darauf ab, die Entspannung zu fördern, was logischerweise dazu beitragen kann, stressbedingte Zustände zu lindern. Bei einer Biofeedback-Sitzung werden Elektroden und Fingersensoren an einen Monitor angeschlossen, der Licht und ein Bild anzeigt, das Ihren Blutdruck, Ihr Schwitzen, Ihre Atemfrequenz, Ihre Hauttemperatur, Ihre Herzfrequenz und Ihre Muskelaktivität darstellt. Mit dieser Technik können Sie unwillkürliche Handlungen, die vom Nervensystem gesteuert werden, besser kontrollieren. Die Idee des Biofeedback ist, dass Sie Ihre Gesundheit besser kontrollieren können, wenn Sie mehr Kontrolle über die Funktionsweise Ihres Geistes haben. Es hat sich bei der Behandlung von Krankheiten wie Migräne, Bluthochdruck und chronischen Schmerzen als wirksam erwiesen. Bei Fibromyalgie-Patienten hat sie dazu beigetragen, verspannte Muskeln zu lokalisieren und zu entspannen, wodurch die mit dieser Krankheit verbundenen Symptome gelindert werden konnten. Diese Therapie kann bei allen Fibromyalgie-Patienten unabhängig von ihrem Alter angewendet werden, sofern sie nicht an anderen Grunderkrankungen wie Herzrhythmusstörungen leiden. Konsultieren Sie Ihren Arzt, bevor Sie Biofeedback ausprobieren.

Kognitive Verhaltenstherapie (CBT)

Dies ist ein weiterer Behandlungsansatz, der die Fähigkeiten des Geistes nutzt, um die Gesundheit des Einzelnen zu verbessern. Die kognitive Verhaltenstherapie zielt darauf ab, Wege zur Erforschung unserer Handlungen und Gedanken zu finden, indem negative Gedanken und Verhaltensmuster identifiziert werden. Sobald Sie die negativen Gedanken identifiziert haben, die eine Rolle bei der negativen Ausrichtung Ihres Denkens und Handelns gespielt haben, können Sie nun lernen, wie Sie die Kraft in Ihrem Geist in positive Gedanken und Handlungen lenken können. Dies wird von vielen als die beste Form der Psychotherapie angesehen.

Die Ideen hinter der kognitiven Verhaltenstherapie und dem Biofeedback sind ähnlich, da beide davon ausgehen, dass Gefühle, Handlungen und Gedanken miteinander verbunden sind. Wenn Sie zum Beispiel bei der Arbeit zu viel Stress empfinden und dieser Stress sich auf Ihre Leistung auswirkt, können Sie diese Therapie nutzen, um Ihr Verhalten zu ändern. Es gibt zahlreiche Veröffentlichungen über die Wirksamkeit der kognitiven Verhaltenstherapie bei Fibromyalgie. Mit dieser Therapie konnten die Schmerzen von Patienten mit dieser Erkrankung erfolgreich reduziert werden.

Chiropraktische Behandlungstechniken

Diese Behandlungsmethode wird von Chiropraktikern durchgeführt, die die Kunst beherrschen, die Druckpunkte zu lokalisieren, die Fibromyalgie-Patienten plagen. Im Rahmen der chiropraktischen Behandlung gibt es viele verschiedene Behandlungsmethoden. Das Behandlungsverfahren hängt von der Art der Erkrankung ab, die den Patienten betrifft. Viele verwechseln die Chiropraktik oft mit der Massage, aber Chiropraktiker konzentrieren sich auf den gesamten Bewegungsapparat, während sich die Massage auf die Muskeln konzentriert.

Strategie der Selbstfürsorge

Bei der Behandlung von Fibromyalgie ist die Selbstfürsorge sehr wichtig. Dieser Ansatz kann mitunter entscheidend sein. Wenn Sie an Fibromyalgie leiden, können Sie die folgenden Lebensstil- und Hausmittel in Ihre Routine aufnehmen.

Einen gesunden Lebensstil beibehalten

Essen Sie gutes Essen. Reduzieren Sie Ihren Koffeinkonsum. Verzichten Sie auf Tabakerzeugnisse. Sorgen Sie dafür, dass Sie jeden Tag etwas tun, das Sie spannend und erfüllend finden.

Regelmäßige Bewegung

Einerseits kann dies kurzfristig Ihre Schmerzen verstärken. Andererseits wird Bewegung, wenn Sie sie schrittweise und regelmäßig durchführen, wahrscheinlich Ihre Symptome lindern. Zu den geeigneten Übungen gehören Radfahren, Schwimmen, Gehen und Wassergymnastik. Sprechen Sie mit einem Physiotherapeuten, der Ihnen hilft, ein Übungsprogramm für zu Hause zu entwickeln. Weitere regelmäßige Übungen, die Sie durchführen können, sind eine gute Körperhaltung, Dehnübungen und Entspannung. Unterschätzen Sie nicht, wie wichtig regelmäßiges Training ist.

Schlafhygiene

Da Müdigkeit eines der Hauptsymptome der Fibromyalgie ist, kann eine gute Schlafqualität nicht hoch genug eingeschätzt werden. Abgesehen davon, dass Sie sich ausreichend Zeit nehmen sollten, um gut zu schlafen, sollten Sie auch darauf achten, dass Sie gute Schlafgewohnheiten haben, wie z. B. eine bestimmte Zeit zum Schlafengehen festzulegen, jeden Tag zur gleichen Zeit aufzustehen und das Nickerchen tagsüber zu reduzieren.

Stressbewältigung

Machen Sie es sich zur Gewohnheit, Überanstrengung und emotionalen Stress zu vermeiden. Nehmen Sie sich jeden Tag Zeit für sich selbst, um zu entspannen und abzuschalten. Sie brauchen keine Gewissensbisse zu haben, sondern sollten sich die nötige Zeit nehmen. Achten Sie darauf, dass Sie sich an den Zeitplan halten und Ihre Routine nicht ändern. Denken Sie immer daran, dass Menschen, die mit der Arbeit aufhören oder alle Aktivitäten aufgeben, wahrscheinlich schlechter abschneiden als diejenigen, die in ihren Bemühungen aktiv bleiben. Sie können auch andere Stressbewältigungsmechanismen wie Meditation oder Tiefenatmung anwenden.

Tempo vorgeben

Es wird Ihnen gut tun, wenn Sie sich selbst ein Tempo vorgeben. Machen Sie es sich zur Gewohnheit, Ihre Aktivität jeden Tag auf einem gleichmäßigen Niveau zu halten. Wenn Sie sich an Ihren guten Tagen zu sehr engagieren, haben Sie möglicherweise mehr schlechte Tage vor sich. Mäßigung bedeutet, an guten Tagen nicht zu viel zu tun und gleichzeitig an den Tagen, an denen die Symptome aufflammen, nicht zu viel oder zu wenig zu tun.

Alternative Medizin

Alternative und ergänzende Therapien zur Stress- und Schmerzbewältigung sind nicht neu. Einige dieser alternativen Therapien werden schon seit Jahrhunderten praktiziert, darunter Yoga und Meditation. Die Vorteile dieser Praktiken sind in letzter Zeit weltweit immer beliebter geworden und haben sich durchgesetzt, insbesondere bei Menschen mit Langzeiterkrankungen wie Fibromyalgie.

Viele dieser Behandlungen scheinen den Stress zu lindern und die Schmerzen zu begrenzen. Viele Praktiken sind noch nicht erprobt, weil sich die Wissenschaftler noch nicht die Zeit genommen haben, sie angemessen zu erforschen.

Yoga und Tai-Chi

Yoga- und Tai-Chi-Übungen helfen nachweislich bei der Regulierung von Fibromyalgiesymptomen. Diese Regulierung und Linderung ist das Ergebnis mehrerer gemeinsamer Strategien von Yoga und Tai Chi: Langsamkeit, Meditation, tiefe/achtsame Atmung und allgemeine Entspannung.

Massage-Therapie

Die Massagetherapie ist eine der ältesten Methoden der Gesundheitsfürsorge und wird auch in der modernen Gesellschaft noch praktiziert. Massagen können hilfreich sein, da sie die Herzfrequenz senken, die Muskeln entspannen, die körpereigene Produktion von Schmerzmitteln erhöhen und den Bewegungsspielraum der Gelenke verbessern. Kurz gesagt, eine Massagetherapie hilft oft, Stress und Ängste abzubauen.

Akupunktur

Akupunktur ist ein chinesisches Medizinsystem, bei dem das normale Gleichgewicht der Lebenskräfte wiederhergestellt wird, indem sehr feine Nadeln in verschiedenen Tiefen durch die Haut gestochen werden. Nach westlichen Theorien der Akupunktur bewirken die feinen Nadeln Veränderungen des Blutflusses und der Neurotransmitterwerte im Rückenmark und im Gehirn.

Pläne für Ihren Termin machen

Es ist in Ordnung, wenn Sie erkennen und sich daran erinnern, dass sich die Anzeichen und Symptome der Fibromyalgie fast genauso anfühlen wie die anderer Erkrankungen. Aus diesem Grund ist es ratsam, Ihren Arzt aufzusuchen, bevor Sie eine Diagnose erhalten. Ihr Hausarzt kann Sie an einen Spezialisten überweisen, der sich auf die Behandlung von Arthritis und ähnlichen Erkrankungen spezialisiert hat, z. B. an einen Rheumatologen.

KAPITEL 8: EINEM GELIEBTEN MENSCHEN DURCH FIBROMYALGIE HELFEN

Das Zusammenleben mit jemandem, insbesondere mit einem geliebten Menschen, der an Fibromyalgie leidet, kann sehr schwierig sein, vor allem, wenn er lange Schmerzphasen durchmacht. Auch wenn Sie nicht genau die Schmerzen spüren, die die Person empfindet, erzeugt es ein ungutes Gefühl, jemanden, den Sie lieben, unter Schmerzen leiden zu sehen. Dies wird sich zweifellos auf Ihr Leben auswirken, da Sie der Person durch schwierige Phasen helfen und für sie da sein müssen, wenn sie es braucht, auch wenn es für Sie nicht angenehm ist.

Wege zur Unterstützung eines geliebten Menschen

Wenn Sie einem geliebten Menschen, der an Fibromyalgie erkrankt ist, helfen wollen, müssen Sie die Krankheit und alles, was mit Fibromyalgie einhergeht, akzeptieren. Sobald Sie akzeptiert haben, was die Diagnose bedeutet, können Sie anfangen zu helfen. Es gibt viele Möglichkeiten, einen geliebten Menschen, der mit Fibromyalgie kämpft, zu unterstützen, die hier aufgeführt sind:

Erfahren Sie mehr über Fibromyalgie

Als Erstes müssen Sie sich über die Krankheit informieren. Viele Menschen wollen helfen, aber sie wissen nicht, was Fibromyalgie ist. Mangelndes Wissen wird Ihre Chancen, einem geliebten Menschen zu helfen, stark beeinträchtigen, und Sie könnten am Ende eher eine Last als ein Helfer sein. Die Lektüre dieses Buches ist ein guter erster Schritt!

Helfen Sie ihnen, eine funktionierende Routine zu finden

In den vorangegangenen Kapiteln habe ich viele Möglichkeiten zur Bewältigung der Symptome erörtert, und Sie können aus jeder dieser Möglichkeiten wählen. Es kann einige Zeit dauern, das richtige System zu finden, denn die Behandlung der Fibromyalgie umfasst neben anderen alternativen Therapien häufig auch Medikamente und Physiotherapie. Eine gute Möglichkeit, Unterstützung zu zeigen, besteht darin, sich Zeit zu nehmen, um einige der Optionen zu besprechen, und sich die Zeit zu nehmen, den Betroffenen bei der Anpassung an neue Routinen zu helfen. Manchmal trauen sich die Betroffenen nicht, die Möglichkeiten richtig einzuschätzen, und es wäre hilfreich, wenn jemand, der sich um sie sorgt, mögliche Behandlungsstrategien vorschlägt.

Erinnern Sie sie daran, dass sie nicht viel tun müssen

Fibromyalgie ist nicht nur eine körperliche, sondern auch eine emotionale Herausforderung, und viele Betroffene sind frustriert, weil sie bestimmte Dinge nicht tun können. Unterstützen Sie sie in den Momenten, in denen sie sich schwach fühlen, und erinnern Sie sie daran, dass die Unfähigkeit, bestimmte Dinge zu tun, sie nicht weniger stark macht. Die meisten von ihnen erschöpfen sich in dem Versuch, sich selbst zu beweisen, dass sie nicht schwach sind, und diese Sturheit kann zu weiteren Schmerzen führen. Anstatt das Gefühl zu haben, etwas beweisen zu müssen, sollten Sie sie daran erinnern, dass sie sich einfach um sich selbst kümmern müssen und dass es in Ordnung ist, aufzuhören.

Ermutigen Sie sie

Das Behandlungsprogramm wird eine Herausforderung sein, vor allem, wenn sie unter starken Schmerzen und Müdigkeit leiden. Seien Sie immer da, um sie zu ermutigen, denn sie brauchen viel Entschlossenheit, um durchzuhalten. Sie können sie zum Beispiel bei der Behandlung begleiten, um sie zu motivieren, oder Dinge tun, von denen Sie wissen, dass sie sie motivieren können. Sie können ihnen helfen, ein Gleichgewicht zwischen Ruhephasen und der Durchführung ihres täglichen Programms herzustellen.

Auf die kleinen Dinge kommt es an

Die kleinen Dinge, die Sie für Menschen mit dieser Erkrankung tun, werden sehr geschätzt. Die Bereitschaft, ihnen bei den kleinen Dingen zu helfen, kann als Quelle der Motivation dienen, wenn sie sich schwach fühlen. Es zeigt ihnen auch, dass sie geliebt werden und dass es ein gutes Unterstützungssystem hinter ihnen gibt.

Zeit zum Aufladen nehmen

Sie werden nicht in der Lage sein, etwas zu geben, wenn Sie kein eigenes Unterstützungssystem haben; ein Unterstützungssystem für jemanden mit Fibromyalgie zu sein, wird Sie sehr belasten. Bevor Sie mürrisch werden oder sich extrem über die Person ärgern, machen Sie eine Pause und kommen Sie zurück, nachdem Sie sich erholt haben. Viele Menschen haben das Gefühl, dass sie die Person in ihrer Not im Stich lassen, auch wenn sie nur für kurze Zeit weggehen. Es ist völlig in Ordnung, eine Auszeit zu nehmen und gestärkt zurückzukommen.

Positiv bleiben

Mut ist nicht die Abwesenheit von Angst, sondern die Fähigkeit, trotz Angst und überwältigender Aussichten weiterzumachen. Fibromyalgie ist eine chronische Erkrankung, die sehr schwierig ist, aber sie ist kein Todesurteil, und Sie können dazu beitragen, die Symptome erfolgreich zu bewältigen. Konzentrieren Sie sich nicht auf die negativen Aspekte der Krankheit, sondern denken Sie daran, dass man sie in den Griff bekommen kann. Wenn Sie einen Betroffenen unterstützen, achten Sie darauf, dass Sie eine positive Einstellung bewahren, denn diese wird auf den Betroffenen abfärben und ihn inspirieren.

SCHLUSSFOLGERUNG

Sie haben nun mehr über Fibromyalgie, ihre Anzeichen und Symptome, Diagnosekriterien und verschiedene Behandlungsmethoden erfahren. Entgegen der landläufigen Meinung ist Fibromyalgie kein Todesurteil. Wir haben uns mit den verschiedenen möglichen Ursachen dieser Erkrankung befasst, denn Fibromyalgie kann bei jedem diagnostiziert werden, auch wenn sie statistisch gesehen am häufigsten bei Menschen mittleren Alters vorkommt.

Der erste Schritt auf dem Weg zu einer Fibromyalgiebehandlung ist natürlich die offizielle Fibromyalgie-Diagnose. Wie Sie bereits erfahren haben, ist die Diagnose nicht immer einfach, und Sie müssen möglicherweise mehrere Fachleute konsultieren. Seien Sie sorgfältig, und denken Sie daran, keine Selbstdiagnosen zu stellen, denn es gibt mehrere andere Erkrankungen mit ähnlichen Symptomen wie Fibromyalgie.

Nach der Diagnose wird Ihnen Ihr Arzt wahrscheinlich einige medizinische Behandlungen verschreiben, in der Regel in Form von Medikamenten und Physiotherapie. Mit der Zustimmung Ihres Arztes sollten Sie sich nicht scheuen, zusätzliche alternative Behandlungsmethoden wie Therapien, Massagen, Akupunktur, Yoga, Tai Chi oder Meditation in Anspruch zu nehmen.

Die Fibromyalgie gilt zwar als chronische Erkrankung, aber mit einer Behandlung lassen sich die Symptome oft drastisch verbessern und können sogar in Remission gehen.

Danke, dass Sie sich die Zeit genommen haben, dieses Buch zu lesen und mehr über Fibromyalgie zu erfahren - eine Krankheit, über die viel zu viele Menschen nicht informiert sind. Und wenn Sie zu den Menschen gehören, die derzeit an Fibromyalgie leiden, hoffe ich, dass dieses Buch Ihnen helfen konnte, und ich wünsche Ihnen viel Glück auf Ihrem Weg zur Verbesserung Ihrer Gesundheit.